DU

DIAGNOSTIC

ET DU

MÉCANISME DE L'ACCOUCHEMENT

DANS QUELQUES CAS

DE MALFORMATIONS FŒTALES

PAR

Le Dr E. BONNAIRE

Chef de clinique d'accouchements de la Faculté.

PARIS

BUREAU DES PUBLICATIONS DU *Journal de Médecine de Paris*

35, BOULEVARD HAUSSMANN, 35

—

1889

DU DIAGNOSTIC

ET DU

MÉCANISME DE L'ACCOUCHEMENT

DANS QUELQUES CAS DE MALFORMATIONS FOETALES

Lorsque la cavité utérine renferme un fœtus atteint de malformation, il arrive souvent que la grossesse suit une évolution anormale ; souvent aussi surviennent des particularités dans le mécanisme de l'accouchement qui peuvent constituer une dystocie véritable.

Ces malformations fœtales sont de nature diverse. Pour les classer d'après leur pathogénie, on peut les répartir de la façon suivante :

1° Un premier groupe comprend les maladies fœtales : le rachitisme, les ostéo-arthrites, les inflammations splanchniques en constituent les types ordinaires ; dans cette classe rentrent également les tumeurs susceptibles de se développer pendant la vie intra-utérine aussi bien qu'après la naissance.

2° A un second groupe répondent les malformations d'origine mécanique. Le corps du fœtus peut être, en effet, soumis à des pressions localisées ou généralisées exercées sur lui par une paroi utérine déformée par des fibrômes utérins. Ceux-ci peuvent venir s'imprimer en quelque sorte sur le fœtus aux dépens de l'intégrité de sa conformation.

Si le liquide amniotique fait défaut ou existe en quantité insuffisante, le muscle utérin s'applique exactement sur le fœtus pelotonné, l'entoure comme d'un maillot trop serré et l'immobilise absolument, on conçoit que, par suite, les différentes parties du fœtus en voie d'accroissement, tassées les unes sur les autres, prennent des attitudes vicieuses qui gêneront l'accouchement ou persisteront après la naissance ; ces attitudes peuvent dépendre de déviations osseuses, et d'atrophies ou de rétractions musculaires.

Je rappelle ici (Tarnier et Budin, Traité de l'art des accouchements, tome II, page 196) que l'absence de poche des eaux rend la dilatation du col plus pénible et la translation du fœtus à travers le canal d'expulsion moins aisée, par suite du défaut de lubrifaction de la muqueuse vaginale. C'était ce que l'on redoutait autrefois sous le nom de couches sèches.

D'origine mécanique, sont également les amputations congénitales et les sillons déformant les membres, le cou et le thorax : ils sont déterminés par des brides amniotiques ou par la constriction de circulaires du cordon ombilical.

3° Au troisième groupe se rattachent les malformations d'ordre tératologique.

Les monstruosités modifiant le développement de la tête fœtale sont particulièrement dignes d'intérêt. Si, trop souvent, le diagnostic des malformations échappe aux investigations de l'accoucheur pendant la grossesse à cause des difficultés du palper, du toucher et du palper combiné au toucher, lorsqu'il s'agit d'anomalie du tronc ou des membres, il est possible, par contre dans bon nombre de cas où l'enveloppe osseuse de la tête se trouve mal formée, de reconnaître l'existence de cette monstruosité.

Cela tient à ce que des diverses portions dont se compose l'ovoïde fœtal, la plus aisée à manier par le palper et à étudier du doigt par la voie vaginale est l'extrémité céphalique. Sphérique, régulière et consistante, elle est d'habitude facile à trouver et à limiter ; si donc, par des examens attentifs et répétés, en plaçant la femme dans des attitudes diverses, de façon à amener au contact de la paroi de l'utérus les différentes parties du fœtus, on ne reconnaît pas tous les caractères appartenant en propre à l'extrémité céphalique, on est en droit de songer à quelque malformation de la tête.

Souvent, il est vrai, diverses conditions, telles que l'épaisseur et la tension de la paroi abdominale, la tonicité exagérée des parois utérines, l'état de macération, rendent le palper de la tête très difficile ; aussi, sans se contenter de ce signe négatif, faudra-t-il se mettre à la recherche de symptômes positifs.

Les malformations céphaliques comportent tantôt une augmentation, tantôt une diminution dans les dimensions de la tête. A la première catégorie de ces faits répondent l'hydrocéphalie et les hernies de l'encéphale et des méninges. A la seconde, l'atrophie avec disparition partielle ou totale du crâne. Ce sont les monstruosités, à proprement parler, et c'est à cette variété de déformations qu'ont trait les observations qui suivent :

J'en ai recueilli deux (n°s II et III) dans le service de M. le professeur Tarnier à l'hôpital de la clinique ; elles ont trait toutes les deux à des monstres de la classe des pseudencéphaliens, genre thlipsencéphale.

La troisième (n° IV) concernant un monstre exencéphalien du genre hyperencéphale provient du service de M. Tarnier à la Maternité.

Autrefois, dans le langage médical courant, on désignait sous le nom générique d'anencéphales tous les fœtus atteints d'altération, par défaut, du crâne et des centres nerveux. C'était une erreur de dénomination ; mais ce manque de précision trouvait une excuse dans le peu de vulgarisation de la tératologie.

MM. Tarnier et Budin ont comblé une lacune existant dans tous les traités d'accouchements, en consacrant un chapitre de leur traité à l'exposé élémentaire des doctrines de Is. Geoffroy Saint-Hilaire.

Grâce à ces données succinctes, il est devenu facile de se reconnaître au milieu des dénominations spéciales et peut-être quelque peu désagréables à l'oreille et d'attribuer l'étiquette juste, s'appliquant à toute monstruosité. La recherche est singulièrement facilitée par ce fait qu'il existe une similitude presque absolue dans les caractères propres à chacun des groupes de monstruosités.

Les pseudencéphaliens, pour parler des cas que nous relatons plus loin, dont l'étymologie grecque signifie faux encéphales, se caractérisent par l'absence de voûte crânienne et d'encéphale.

Réduits à l'état de vestiges, les centres nerveux et leurs enveloppes sont remplacés par une masse rougeâtre mollasse, d'aspect fongueux et de petit volume qui prend attache en des points variables de la base du crâne. Dans le genre thlipsencéphale (écrasement de l'encéphale), toute la calotte du crâne, y compris le bord postérieur du trou occipital fait défaut : les lames des premières vertèbres cervicales ont disparu, et il existe une large ouverture, mais à la partie supérieure seulement du canal rachidien : en ce cas la tumeur pseudencéphalique repose en arrière de la base du crâne et empiète sur la fissure occipito-vertébrale.

De toutes les malformations tératologiques du crâne, ce sont peut-être les plus communes (Tarnier et Budin, tome 2, page 435) ; ce sont de beaucoup les plus nombreuses des pièces tératologiques, existant au musée de la Clinique ; (moulages et préparations de squelettes.)

Les exencéphaliens (encéphale au dehors) offrent une masse encéphalique totalement ou partiellement située hors de la cavité cranienne. Ce n'est point seulement une ectopie comme dans le cas d'encéphalocèle, car l'enveloppe osseuse elle-même est très rudimentairement développée.

Le genre hypérencéphale se reconnaît à ce que l'encéphale, entouré d'une enveloppe cutanée trouée par places et doublée par les méninges, forme une tumeur sessile au-dessus du vertex ; les os du crâne, réduits à l'état de lamelles oblongues, entourent la base de la tumeur à la façon d'une collerette.

Il n'est pas rare d'observer, surtout à la face, quelquefois sur le tronc, d'autres malformations coexistantes. Il est notamment presque de règle de rencontrer dans le cas de monstres exencéphaliens-hyperencéphales, un défaut d'union entre le bourgeon médian de la face et les deux bourgeons maxillaires supérieurs ; cette disposition existait dans l'observation n° IV : deux fissures bilatérales et symétriques se prolongeaient jusque dans les cavités orbitaires, trop petites elles-mêmes pour contenir les globes oculaires ; cette pièce a été disséquée au laboratoire de M. le professeur Panas.

Tantôt le tronc est de petit volume eu égard au terme de la grossesse, tantôt il atteint et dépasse même les dimensions moyennes. On comprend que cette dernière éventualité joue un rôle au point de vue de la dystocie, surtout alors que la tête atrophiée franchit première les voies génitales et ne peut pas, comme dans les cas normaux, frayer la route aux parties fœtales qui s'engagent à la suite.

Très souvent la grossesse est interrompue avant terme et cette interruption tient à la mort du fœtus dont la vitalité est faible ou encore à l'exagération du liquide amniotique, laquelle constitue la caractéristique pour ainsi dire constante de la présence de monstruosités dans l'intérieur de l'utérus.

Dans ses recherches sur la pathogénie de l'hydramnios (thèse inaugurale 1881), M. Bar a constaté que sur cent cas hydramnios, il en est huit qui sont dus à une telle cause.

Si l'on étudie les phénomènes subjectifs de la grossesse dans le cas de monstres, les symptômes qui attirent surtout l'attention et qui souvent masquent les autres sont ceux de l'hydropisie de l'amnios. La femme rapporte qu'elle a vu son abdomen se distendre dans une mesure hors de proportion avec le terme de la grossesse ; d'habitude cette distension est graduelle, et sans à-coups, au contraire de ce qui semble exister dans les hydramnios tenant à des troubles dans l'état général de la mère, par exemple à l'infection syphilitique.

Dans certains cas les femmes ne perçoivent point les mouvements actifs du fœtus, ce qui s'explique soit par la mort ou par la faible vitalité du produit de conception, soit par l'exagération de la quantité du liquide amniotique qui soustrait ainsi la paroi abdominale au contact des membres du fœtus ; d'autres fois les femmes sentent remuer et, si elles sont multipares, elles s'étonnent, en s'en rapportant à leur expérience acquise, de la bizarrerie des mouvements perçus. Ceux-ci sont, en effet, le plus souvent très intermittents et, la plupart du temps, ils s'exercent avec une vivacité extrême.

Les troubles réflexes déterminés par la grossesse n'offrent guère de particularité pouvant servir à fixer l'attention de l'observateur. Le plus souvent, les vomissements, les névralgies abdominales, la dyspnée, les troubles gastro-intestinaux sont plus fréquents que lorsque le fœtus est normal ; mais il ne faut pas oublier que ces troubles doivent être imputés, non à la présence d'un monstre dans l'utérus, mais à l'hydropisie de l'amnios elle-même.

A l'examen obstétrical il semble, du moins d'après ce que nous avons constaté dans nos observations II et III, que l'hydramnios révèle une physionomie spéciale : le volume du ventre n'est pas extraordinairement accru ; l'utérus de forme sphéroïdale est d'une dureté et d'une tension remarquables, comme si le liquide était fortement comprimé à l'intérieur de l'œuf par suite d'une énergique résistance des parois musculaires s'opposant à l'expansion : les difficultés de la palpation n'en sont d'ailleurs que plus accusées. En allant à la recherche du fœtus, il ne faut point espérer limiter nettement le dos par la palpation. Souvent d'ailleurs celui-ci, comme s'il obéissait aux lois de la pesanteur seule, repose le long de la colonne vertébrale, tout à fait en arrière.

Tantôt le moignon céphalique est au-dessus du détroit supérieur ; tantôt, et c'est le cas le plus fréquent, il est tourné vers le fond de l'utérus.

En pratiquant le palper dans le décubitus dorsal ou latéral ou, ce qui vaut mieux, dans la position génu-pectorale, on arrive à faire ballotter l'extrémité pelvienne, à sentir un plan latéral ou dorsal, mais nulle part on ne trouve la tumeur sphérique et dure que devrait dessiner une tête normale derrière la paroi utérine.

L'auscultation présente, en pratique, les plus grandes difficultés, tant à cause de l'épaisseur du bain ammiotique qui sépare le stéthoscope du fœtus que de la faiblesse ou de l'irrégularité des pulsations du cœur fœtal. On croit, par moments, entendre les battements du cœur, mais on ne recueille guère que des sensations tellement fugaces qu'il n'est pas possible de se fonder sur elles pour affirmer sans réserves que le fœtus est vivant ou qu'il est mort.

Au toucher, on rencontre le col utérin déhiscent ou imparfaitement effacé. Très fréquemment il arrive qu'aucune partie fœtale n'est immédiatement accessible au doigt. Toutefois, par un toucher prolongé, surtout si l'on prend soin de comprimer la surface de l'utérus, en différents points avec la main restée libre, on sent glisser très rapidement à la surface du segment inférieur, un petit membre qui se déplace dans le liquide.

Nous avons noté dans notre troisième observation, où le moignon céphalique était dirigé en bas, qu'on faisait ballotter derrière le pubis, dans le cul-de-sac vaginal antérieur, une partie fœtale d'une forme anormale : elle était acuminée, comparable mais non semblable à un talon. Il est probable qu'en ce cas notre doigt atteignait un des rebords orbitaires et en même temps l'œil qui se trouvait en état d'exophthalmie.

Lorsque les membranes sont assez largement accessibles, et par conséquent surtout pendant le travail, au moment où la tête entre en contact direct avec l'orifice du col, le doigt peut déterminer un phénomène de la plus haute importance pour le diagnostic ; il suffit qu'il rencontre la tumeur pseudo-encéphalique pour qu'il se produise aussitôt des mouvements fœtaux extrêmement rapides, de véritables convulsions. Ce fait a depuis longtemps été signalé par les auteurs et on doit le considérer comme le seul symptôme pathognomonique d'une monstruosité céphalique.

Pendant l'accouchement les phénomènes physiologiques du travail affectent l'allure habituelle aux cas d'hydropisie de l'amnios : rupture prématurée de la poche des eaux, irrégularité ou faiblesse des contractions, douleurs utérines particulièrement vives. A partir du moment où l'œuf est ouvert, et surtout dès que la dilatation est suffisante pour permettre l'engagement, il semble qu'on doive avoir toutes facilités pour assurer son diagnostic, aux cas où la tête vient première. Il n'en est malheureusement pas ainsi : le doigt de l'accoucheur, habitué à reconnaître des points de repère toujours identiques pour chaque présentation, se trouve en quelque sorte dérouté par le contact des surfaces, à reliefs bizarres, qui s'offrent à son exploration. C'est ainsi que dans l'observation n° III, bien qu'ayant diagnostiqué et annoncé à l'avance la présence d'un monstre pseudo-encéphalien thlipsencéphale à l'intérieur de l'utérus, nous n'avons pas su reconnaître à un examen un peu hâtif les caractères de la présentation qui se trouvait constituée par le moignon céphalique intimement accolé, en état de flexion, à la partie antérieure et supérieure du tronc.

On sentait une double masse à contours symétriques, formée de parties molles à travers lesquelles on percevait l'existence de saillies osseuses; les deux moitiés de cette masse étaient séparées par un sillon nettement accusé, occupant le diamètre oblique gauche du bassin.

Le doigt glissait aisément dans cette rainure qui occupait le diamètre oblique gauche de l'excavation et, à l'extrémité postérieure, il arrivait sur une crête rugueuse constituée, à n'en pas douter, par la superposition des apophyses épineuses des vertèbres. Nous pensâmes donc tout d'abord à l'existence d'une présentation du siège en position S I D P.

A l'autre extrémité du sillon, c'est-à-dire en avant et à gauche par rappport au bassin de la femme, aux lieu et place de l'anus et des organes génitaux on reconnaissait la présence d'une tumeur sessile à surface raboteuse, mollasse ou dure en des points différents.

En analysant ces caractères anormaux, nous crûmes tout d'abord que la masse pédiculisée n'était autre qu'une tumeur sacro-coccygienne, refoulée en avant du tronc entre les cuisses, concomitants avec l'autre malformation. Un élève qui pratiqua l'examen de la femme dès la rupture des membranes, crut même reconnaître sur les côtés de la masse accolée au tronc la présence des organes génitaux du sexe masculin. Il s'agissait du pavillon de l'oreille ; mais la disposition de cet organe, enroulé sur lui-même et formant une sorte de petit cylindre, rendait cette erreur parfaitement concevable.

M. Tarnier, en arrivant sur ces entrefaites, fut frappé de la disposition singulière des parties descendues dans l'excavation ; il ne tarda point à réformer notre diagnostic, dès que son doigt eut rencontré et analysé les sensations fournies par l'oreille qui se trouvait pincée entre le moignon céphalique fléchi à l'excès, et l'épaule.

Nous donnons ci-contre la figure destinée à montrer quelle était la disposition de la partie fœtale, au milieu du bassin. Nous ferons observer cependant que, d'une part, par le fait du tassement intra-pelvien des épaules, la tête mal formée était moins accessible qu'il n'est indiqué ici, cachée qu'elle était entre les deux bras, et, d'autre part, les deux régions scapulaires formaient un relief beaucoup plus accusé et étaient séparées par un sillon interscapulaire plus profond qu'on ne voit d'après la figure.

Il s'agissait, en somme, non point d'une présentation céphalique, puisque le sommet faisait défaut et que la face était fortement accolée au sternum, mais d'une présentation de la partie supérieure du tronc. Le diamètre bi-acromial occupait le diamètre oblique droit du bassin ; l'autre diamètre, le plus grand, étendu des apophyses épineuses des premières vertèbres dorsales, à la partie la plus saillante des moignons céphaliques, se trouvait situé au-dessus du diamètre oblique gauche du bassin. Etant donnée la situation du dos, s'il se fût agi d'une tête normale on se serait trouvé en présence d'une OIDP.

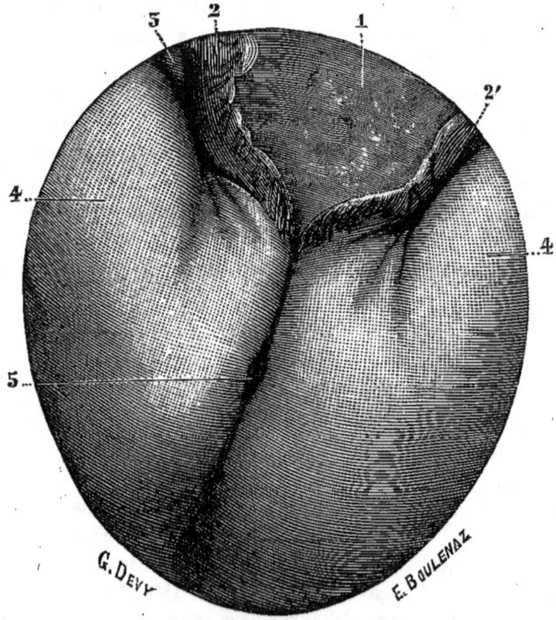

1. — Moignon céphalique fléchi.
2. — Vestiges de la voûte crânienne.
3. — Oreille.
4. — Epaules.
5. — Sillon interscapulaire.

Il ne serait pas logique, en cette circonstance, de prendre pour point de repère, destiné à dénommer la position de la présentation, la pointe de l'occipital, puisque cet os était absent. Nous avons cru préférable de choisir, dans ce but, la crête rachidienne, point d'ailleurs le plus facilement reconnaissable, et de décrire la présentation et la position sous le nom de présentation de la partie supérieure du tronc en position rachido-iliaque droite postérieure (R I D P).

Si les caractères fournis par le toucher nous montraient une grande analogie de configuration entre cette présentation et la présentation de l'extrémité pelvienne, il n'est pas moins intéressant de faire remarquer que le mécanisme de l'expulsion a offert une similitude parfaite entre les deux cas.

En effet, dans l'observation III nous avons pu suivre sans interruption les différents temps de ce mécanisme. Le diamètre bis-acromial se comportant à la façon du diamètre bi-trochantérien, est demeuré pendant tout l'engagement dans le diamètre oblique droit ; une fois la partie supérieure du tronc arrivée sur le plancher périnéal, il s'est opéré un mouvement de rotation qui a eu pour effet de ramener par le plus court chemin la ligne bis-acromiale dans le diamètre coccy-pubien ; la rotation ainsi faite, le dégagement s'est opéré de la façon suivante : on a vu l'épaule antérieure apparaître la première dans le vide vulvaire ; elle s'est dégagée et la partie supérieure du bras est venue prendre point d'appui au-dessous du pubis ; l'épaule postérieure à son tour creusant légèrement la gouttière périnéale, s'est montrée à la commissure postérieure de la vulve, et le tronc d'ailleurs peu volumineux fut tout aussitôt expulsé en bloc en même temps que la tête accolée à la face sternale. Une fois le tronc sorti, l'accouchement était terminé. Fait digne de remarque et qui différencie le mécanisme de l'accouchement dans ce cas de celui qu'on observe dans les autres présentations longitudinales au lieu de comporter une succession de six temps bien distincts, à savoir : Pelotonnement, — Engagement, — Rotation, — Dégagement de la partie du fœtus venant la première, — Rotation, — et Dégagement de la partie sortant la dernière, il n'existe que les quatre premiers temps, puisque l'une des deux parties du fœtus qui dans les cas normaux évoluent successivement se trouve ici annihilée.

A propos de cette anomalie remarquable dans le mécanisme de l'accouchement, nous ferons remarquer que ce n'est pas seulement dans les cas de dystrophie tératologique de la tête fœtale qu'on peut observer la présentation de la partie supérieure du tronc avec *accouchement en quatre temps* ; nous en avons eu un très remarquable exemple, alors qu'il s'agissait d'un fœtus mort et macéré (obs. I).

La macération fœtale, comme on le sait, enlève toute consistance aux tissus du produit de conception ; elle détermina dans le cas dont nous parlons un assouplissement considérable de l'extrémité céphalique et du cou, à ce point que la tête fléchie avec exagération put venir, aplatie et étalée, se fixer au contact de la paroi antérieure du thorax. Les deux épaules tassées l'une contre l'autre constituaient le point culminant de la présentation. La partie fœtale s'engagea en position RIDP, la rotation s'exécuta ainsi que le dégagement des épaules de la même façon que dans le cas dont nous venons de parler et la tête franchit la vulve en même temps que la partie moyenne du tronc du fœtus.

Voici l'observation de ce dernier fait : à la suite viennent les trois observations concernant les monstruosités.

Yvonne Q...., âgée de 29 ans, cuisinière, entre à l'hôpital de la Clinique le 4 février 1889. Cette femme n'offre aucun antécédent pathologique, elle est enceinte pour la première fois, ses dernières règles datent du 7 au 10 mai 1888. Elle est donc arrivée près du terme de sa grossesse. Le père de l'enfant, de taille petite est bien portant et ne paraît pas avoir eu la syphilis; d'après les renseignements fournis par la femme. On ne trouve pas non plus d'ailleurs chez celle-ci de trace de diathèse ni d'affection pouvant retentir fâcheusement sur le fœtus. Au début du 7e mois de sa grossesse la femme fit une chute dans un escalier, dans laquelle son ventre porta sur le rebord d'un seau qu'elle tenait à la main ; elle éprouva à la suite pendant 3 à 4 jours des douleurs sourdes dans l'abdomen, sans interrompre pour cela ses occupations. A partir de son accident, elle constata que les mouvements actifs du fœtus diminuaient peu à peu et trois jours après elle cessa de les percevoir; de ce moment, le ventre cessa d'augmenter de volume ; loin d'éprouver des malaises généraux, elle remarqua, au contraire, que son travail lui était plus facile « elle était moins lourde ». Etant au lit, dans les changements de décubitus elle sentait tomber l'enfant d'un côté à l'autre du ventre.

Par la palpation et l'auscultation, il est aisé de reconnaître qu'il s'agit de grossesse avec fœtus mort.

Au toucher on remarque une disposition particulière du col ; celui-ci, presque entièrement fermé à son orifice externe, s'évase de bas en haut de façon à former comme une cupule séparée du segment inférieur par un sillon circulaire répondant manifestement à l'orifice interne du col. Bien que cet orifice soit ouvert, la paroi cervicale ne se trouve donc point confondue avec la paroi du corps de l'utérus il y a là une disposition analogue à celle qui a été signalée dans certains cas d'avortement alors que l'œuf s'engage dans la partie supérieure du col non effacé.

Le 5 février la malade entre en travail ; elle dit avoir perdu une grande quantité d'eau « rouge » avant d'arriver à la salle d'accouchements.

A l'examen pratiqué à 5 heures du matin, on sent que la cavité vaginale est occupée par une masse tendue, rénitente, qu'on prend d'abord pour la poche des eaux ; elle descend jusque sur le plancher périnéal et en entr'ouvrant la vulve on voit qu'elle est d'une couleur blanc rosé qui ne saurait appartenir à des membranes contenant un fœtus mort macéré; on ne peut arriver à sentir l'orifice cervical masqué par la partie engagée ; celle-ci renferme des saillies osseuses qui, à ce moment, sont difficiles à reconnaître.

A 8 heures du matin, sous l'influence de contractions énergiques, le fœtus est fortement tassé à l'intérieur du bassin; on sent les téguments, distendus par une bosse séreuse, se tendre pendant les douleurs à la façon d'une poche des eaux ; on reconnaît, dirigées en arrière selon le diamètre oblique droit du bassin, les deux omoplates du fœtus ; les deux épaules sont fortement comprimées l'une sur l'autre et séparées par un sillon tracé profondément dans les parties molles qui aboutit en arrière à la crête des apophyses épineuses vertébrales; l'existence du grill costal au-dessus aide à reconnaître une présentation de la partie supérieure du dos.

On pense tout d'abord que la tête s'est fixée sur la ligne innominée du côté gauche et que le fœtus va se dégager par évolution spontanée, mais il n'en est rien. A 9 heures et demie, l'accouchement se termine spontanément en présence de M. Tarnier.

On voit apparaître sous le pubis l'épaule antérieure, c'est-à-dire la droite, et la postérieure se dégage ensuite à la commissure postérieure vulvaire; le tronc est projeté au dehors avec la tête enfoncée en quelque sorte dans la base du thorax.

Quand on prend ensuite en main la masse fœtale qui conserve son attitude grâce à sa mollesse, on voit que la présentation est d'un aspect tout à fait semblable à celui d'un siège en variété décomplétée mode des fesses; la mensuration circulaire faite au niveau du moignon des deux épaules indique un périmètre de 22 centimètres; au niveau du point où la tête est accolée à l'abdomen de 30 centimètres. Le fœtus, du poids de 1250 grammes, offre l'apparence d'un fœtus macéré depuis six semaines.

Observation n° II. — *Monstre pseudencéphalien-thlipsencéphale.*

Marie H....., journalière, âgée de 23 ans, entre à l'hôpital de la Clinique le 7 novembre 1888. Cette femme ne présente rien d'anormal dans ses antécédents physiologiques; jamais elle n'a été malade et n'offre aucune manifestation de diathèse héréditaire ou acquise. C'est une secondipare : la première grossesse a été bonne, l'accouchement s'est fait à terme en présentation du sommet ; l'enfant, bien constitué, a été élevé au sein par sa mère et est actuellement en très bonne santé.

— Grossesse actuelle : Les dernières règles datent du 6 au 10 février, la femme est donc à terme au moment de son entrée ; l'évolution de la grossesse ne s'est accompagnée d'aucun trouble particulier; il y a eu quelques névralgies faciales et dentaires et des vomissements pendant les six premiers mois; la miction, principalement dans ces dernières semaines, est devenue très fréquente, mais peu abondante ; l'accroissement de volume du ventre s'est effectué peu à peu et régulièrement.

— Examen à l'admission: l'utérus, situé sur la ligne médiane, dessine une forte voussure au-dessous du rebord cartilagineux des fausses côtes; il est de forme sphéroïdale; au palper, on est frappé de l'état de tension considérable du globe utérin ; il est tout à fait impossible d'en déprimer la paroi, même superficiellement.

La percussion digitale exercée d'un côté de l'utérus, tandis qu'une main est appliquée sur le côté opposé de l'organe, permet de sentir un flot très manifeste; la main ne peut arriver à reconnaître la présence du sommet non plus que celle du siège, soit au détroit supérieur, soit au fond de l'utérus; cependant on a soin, pour faire cette recherche, de faire mettre la femme dans le décubitus dorsal et dans la position génu-pectorale. Appuyée quelques instants sur le fond de l'utérus, la main perçoit des mouvements actifs du fœtus.

A l'auscultation, on trouve à gauche un bruit de souffle et par moments on entend à grand'peine à gauche et très en arrière des battements cardiaques très faibles et très éloignés.

Les mouvements actifs du fœtus sont également perçus par le stéthoscope.

Le col est entr'ouvert mais non effacé ;

Les membranes sont accessibles sur l'étendue d'une pièce de 2 francs environ; elles sont extrêmement tendues; le doigt ne rencontre ni extrémité céphalique, ni extrémité pelvienne ; il reçoit le contact d'une petite partie fœtale qui se déplace rapidement dans le liquide. Le lendemain, à la visite du matin, ce même état de choses est constaté par M. Tarnier.

Par le toucher, analysant la sensation fournie par le contact fugace de la petite extrémité fœtale qui, d'une part, présente des extrémités digitales paraissant plus courtes qu'elles ne sont à la main, et, d'autre part offre un relief acuminé que ne saurait donner la paume de la main.

M. Tarnier conclut à la présence probable d'un pied au niveau du segment inférieur de l'utérus et de l'orifice interne du col.

Le 8 novembre, à 7 heures du soir, le travail débute et les contractions deviennent plus fréquentes et intenses à partir de 10 heures du soir.

A 11 heures, la femme est amenée à la salle de travail.

Le col est effacé, encore peu dilaté. Les bruits du cœur s'entendent très difficilement. La poche des eaux est très tendue.

A 2 heures du matin (9 novembre), la poche des eaux se rompt spontanément.

L'aide sage-femme constate alors l'état suivant : la dilatation du col n'est pas complète ; il est sorti un flot de liquide amniotique d'environ trois litres. Les bruits du cœur s'entendent à gauche de la ligne médiane, mais très faibles.

Au toucher, on reconnaît une présentation du siège complet engagée au détroit supérieur en S I G.

Lorsqu'on appuie sur le bord de l'utérus, la main détermine des mouvements actifs du fœtus, très nets et très vifs.

A 5 heures, les bruits du cœur sont à peine perceptibles et à 6 heures ils ont cessé de se faire entendre.

On réveille alors les contractions de l'utérus à l'aide de frictions sur le globe utérin.

A 6 heures 30, la dilatation est complète, et le siège s'engage. A 6 heures 45, le siège et les petits membres se dégagent brusquement.

Le tronc suit aussitôt ; l'aide sage-femme dégage successivement les deux bras, qui se trouvent relevés, et la tête sort très facilement.

L'enfant était à cheval sur une anse du cordon, qui remontait derrière le dos et formait un circulaire autour du cou. Toutefois, il n'y a pas eu de dystocie de ce fait ; le cordon était insuffisamment long et mesurait 48 centimètres. La délivrance s'est faite naturellement une heure après l'accouchement.

L'enfant, mort-né, du sexe féminin pesait 2495 grammes ; sa longueur totale était de 38 centimètres.

On constate l'existence d'une malformation céphalique qui répond strictement à la description donnée par Geoffroy Saint-Hilaire.

« Les monstres pseudencéphaliens ont un aspect éminemment typique ; ils sont remarquables par leur tête sans front et sans vertex engoncée entre les deux épaules et surmontée de la tumeur sanguinolente qui caractérise cette famille. La face est très développée, dirigée obliquement, presque toujours livide ; leurs cheveux assez rares, mais longs et disposés en cercle autour de la tumeur ; leur nez large et épaté ; leur bouche ordinairement entr'ouverte ; leurs yeux volumineux, saillants, dirigés en haut et en avant, et qui à défaut de front se trouvent occuper le sommet de la tête ; leurs oreilles déformées et dont la conque est couchée horizontalement ou même tombe comme chez un animal domestique, achèvent de donner à ces monstres une physionomie hideuse et vraiment en dehors du type humain ».

Le tronc et les membres du monstre ne présentent aucune malformation. On voit de suite qu'il s'agit d'un pseudencéphalien du genre thlipsencéphale, en ce que la tumeur fongueuse qui remplace l'encéphale se prolonge très en arrière, et s'étend jusqu'aux premières vertèbres cervicales.

Il n'existe aucune malformation appréciable au niveau de la région faciale inférieure. Sur les côtés les joues très développées reposent directement sur les clavicules. Les pavillons des oreilles, horizontalement dirigés sont tassés sur les moignons des deux épaules.

Les vestiges du crâne examiné à travers les téguments se réduisent à un rebord circulaire de moins de 1 centimètre de haut, coupé brusquement en arrière en forme de fer à cheval, au niveau des bases des rochers. La région qui correspond à l'occipital est occupée par la partie postérieure de la tumeur sanguinolente, laquelle est très affaissée à ce niveau.

L'enveloppe de cette tumeur se continue avec les téguments en dessinant en arrière un V extrêmement ouvert dont la pointe répond au milieu de la colonne cervicale. Au milieu de ce V il existe un enfoncement triangulaire dont le sommet est occupé par un orifice : dans cet orifice on peut introduire une sonde cannelée, qui pénètre sans difficulté dans le canal vertébral.

Les téguments de la partie supérieure du cou sont violacés, en forme de collier, sur une hauteur de un à deux centimètres.

Interrogée sur la date de la première perception des mouvements actifs du fœtus, la femme dit avoir senti remuer l'enfant à partir du cinquième mois, et elle ajoute qu'elle a fait remarquer à son mari, à différentes reprises, que l'enfant avait des mouvements plus brusques et plus violents pendant cette dernière grossesse que dans la précédente ; elle percevait toujours ces mouvements dans la partie droite de l'utérus.

Obs. n° III. — *Monstre pseudencéphalien thlipsencéphale.*

Marie D. H... t, cuisinière âgée de 23 ans, née dans le département de Seine-et-Oise se présente à la consultation le 23 janvier et est admise à la Clinique. Cette femme a toujours eu une bonne santé, ses antécédents physiologiques sont normaux : elle a marché à un an ; et a été réglée à 10 ans 1/2 ; les règles d'une durée moyenne de 3 jours sont précédées de douleurs lombaires et épigastriques ; la périodicité n'est pas très régulière. Les commémoratifs recherchés avec soin sont nuls au point de vue d'états pathologiques anciens, tels que syphilis, alcoolisme, rhumatisme. Rien à noter non plus dans le domaine de l'hérédité. Le père et la mère sont morts à un âge avancé; une sœur est hystérique avec attaques fréquentes.

Cette femme est primipare; son mari, cocher, âgé de 24 ans, est, d'après les renseignements fournis, de santé parfaite, robuste sans habitudes alcooliques. Les dernières règles datent du 1er au 3 mai. Au moment de l'admission la femme est donc arrivée à environ 7 mois 1/2 de sa grossesse. Les mouvements actifs du fœtus ont été perçus pour la première fois le 4 ou 5 décembre, ces mouvements ont été depuis faiblement et irrégulièrement sentis par la mère. L'enfant « remuait à tout petits coups » 4 ou 5 fois par jour seulement; aucune complication importante n'a accidenté la grossesse. Les troubles fonctionnels à noter sont les suivants : vomissements au début, gastralgie depuis 3 mois; une toux légère datant du début de la grossesse et existant encore sans signes stéthoscopiques actuels. Quelques troubles nerveux, étouffements et sensation de boule hystérique, lipothymies fréquentes dans la station verticale, palpitations indépendantes de tout effort, survenues depuis le 5e mois ; rachialgie qui a duré tout le temps de la grossesse. Depuis le premier mois la miction a été plus fréquente qu'auparavant ; la femme urine huit ou dix fois dans le jour et 2 ou 3 fois la nuit.

Le ventre a surtout augmenté de volume dans les six dernières semaines, les mouvements du fœtus ont été de moins en moins nettement perçus et même depuis huit jours la malade n'est pas certaine de les avoir sentis.

L'examen général de la femme portant sur le squelette et les divers appareils ne décèle rien d'anormal; il existe un peu d'œdème sus-malléolaire, mais les urines ne contiennent pas d'albumine.

A l'examen obstétrical, on constate l'état suivant : la paroi abdominale épaisse est très modérément distendue, elle est soulevée par une voussure médiane très proéminente en avant, surtout au-dessus de l'ombilic. Le fond de l'utérus, en forme de calotte sphéroïdale, déborde l'ombilic d'un travers de main ; cet organe est extrêmement tendu et non dépressible; il est très sensible au palper; il n'y a pas de fluctuation ni de rénitence, par suite surtout de l'épaisseur de la paroi abdominale; la consistance de l'utérus est presque celle d'un solide, aussi malgré une pression lente, progressive et longtemps soutenue des deux mains, il est impossible de reconnaître les caractères d'une partie fœtale quelconque : on cherche le ballottement avec insistance en différents points dans le décubitus dorsal, puis latéral, enfin dans l'attitude génu-pectorale. Pas de résultats : par instants cependant on sent de légers chocs produits par des mouvements actifs.

Par l'auscultation pratiquée dans les diverses attitudes que nous venons d'indiquer on n'arrive pas à percevoir avec certitude les battements du cœur fœtal. Seuls les mouvements actifs sont très nettement appréciés, très brefs et très fugaces.

Le col de l'utérus situé au centre du bassin semble en partie effacé ; il est entr'ouvert et le doigt arrive aisément sur les membranes très tendues; le segment inférieur de l'utérus résiste sous le doigt et a conservé une notable épaisseur. On dirait que l'œuf seul, à l'exclusion de l'enveloppe musculaire, est soumis à une forte pression intérieure.

On n'arrive par le toucher sur aucune partie fœtale, mais au moment où on comprime l'hypogastre par le palper on sent glisser au bout du doigt les inégalités digitales d'un petit membre qui passe et fuit rapidement d'un côté à l'autre de l'œuf.

Porté en avant derrière le pubis, l'index recourbé en crochet fait ballotter au loin une petite partie fœtale acuminée dont la forme est assez semblable à celle d'un talon ; toutefois cette partie ne se dérange pas sous l'influence des pressions qu'elle subit.

Dans la nuit du 23 au 24 janvier, la femme entre en travail. A huit heures du matin la dilatation de l'orifice offre les dimensions d'une pièce de cinq francs ; les bords de cet orifice sont minces ; le segment inférieur de l'utérus, ainsi que la poche des eaux demeurent très tendus pendant la durée et l'intervalle des contractions. Les douleurs sont très vives. A ce moment encore la palpation et l'auscultation ne fournissent que des renseignements négatifs en ce qui concerne l'attitude, le volume, la configuration et l'état de vie ou de mort du fœtus. Les petits membres ont cessé de se mouvoir, la sensation de ballottement de la partie fœtale irrégulière située en arrière du pubis persiste.

A onze heures du matin au moment où une infirmière se dispose à pratiquer chez la parturiente une injection vaginale, la poche des eaux se rompt brusquement ; un flot de liquide amniotique est projeté avec violence dans le bassin sur lequel repose la femme. La quantité ainsi recueillie est de 3 litres. L'aspect du liquide n'offre rien d'anormal.

A ce moment, nous accourons auprès de la malade. Nous constatons un retrait considérable de l'utérus dont le fond ne dépasse pas l'ombilic. La dilatation du col est presque complète et déjà la partie fœtale s'est engagée à la partie moyenne de l'excavation. Nous assistons alors aux différents temps de l'accouchement, en relevant les particularités que nous avons rapportés plus haut en détail.

Dans le cas qui précède, l'état de l'utérus et de son contenu : *hydramnios sous un volume relativement restreint* ; *tension extrême du contenu de l'œuf* ; *impossibilité de reconnaître, tant par le palper direct que par la recherche du ballottement, une extrémité fœtale nette* ; *fugacité des mouvements actifs perçus à la main, au stéthoscope et au doigt* ; *difficulté de reconnaître l'existence des battements du cœur* ; *rapidité et étendue des mouvements d'un petit membre déplacé dans le liquide* ; *exagération de ces mouvements par la pression manuelle combinée au toucher,* nous ont rappelé avec la plus stricte exactitude l'ensemble symptomatique que nous avions constaté en détail chez la malade de notre obs. n° II, que nous avions examinée deux mois auparavant.

De la similitude parfaite des deux cas au point de vue symptomatologique, nous étions en droit de conclure à leur similitude au point de vue de la cause.

Nous n'avions pas oublié, à ce propos, les remarques que M. Tarnier avait présentées dans une de ses leçons cliniques à l'occasion de la malade qui fait l'objet de notre observation n° II. Notre maître avait signalé la possibilité d'établir un diagnostic en pareille circonstance. Lui-même à pu, a diverses reprises, annoncer à l'avance l'existence d'un monstre dans la cavité utérine. Il était instruit en cela par l'exemple de P. Dubois. Ce dernier n'hésita pas un jour, en présence d'un médecin étranger assistant à sa visite à la Maternité, à formuler le diagnostic de monstre pseudencéphalien, et l'événement ne tarda pas à démontrer qu'il n'avait pas fait erreur. P. Dubois et M. Tarnier insistent surtout sur la valeur de ces deux symptômes dont nous avons parlé : Hydropisie de l'amnios et agitation désordonnée du fœtus quand la main ou le doigt compriment la tumeur pseudencéphalique.

Obs. III. *Résumée*. (Service de M. Tarnier à la Maternité. Due à l'obligeance de Mme Henry, sage-femme en chef).

La nommée R.... (Clotilde), primipare, âgée de 16 ans, entre à la salle de travail de la Maternité le 11 février 1889, à 4 heures du soir. Les membranes sont rompues et l'écoulement du liquide amniotique a été, au dire de la parturiente, très abondant. Le col, effacé, offre une dilatation des dimensions d'une pièce de 1 franc. On peut reconnaître une présentation du siège de variété décomplétée mode des fesses, en position S I G A. Au palper, on sent le dos à gauche ; malgré une recherche très attentive et longuement prolongée on ne parvient à rencontrer la tête en aucun point de l'utérus. Les battements du cœur s'entendent à gauche de la ligne médiane de l'abdomen.

Le travail marche très lentement ; les contractions sont faibles et espacées, pendant la nuit du 11 au 12 et pendant toute la journée du 12 février. Cependant, ce jour-là, à 6 heures du soir, les contractions se succèdent fortes et fréquentes. La dilatation du col est complète à neuf heures du soir, et l'accouchement se termine spontanément à 9 heures 55.

Quelques instants avant l'expulsion, les battements du cœur du fœtus cessent de se faire entendre et celui-ci naît mort.

L'enfant, examiné et présenté par M. Tarnier aux élèves de la clinique d'accouchements, est un monstre exencéphalien, du genre hyperencéphale. Il existe à la face un bec-de-lièvre compliqué, une gueule de loup, avec fissure fronto-maxillaire étendue jusqu'aux deux cavités orbitaires. Le globe oculaire gauche est en état d'exophthalmie ; le droit est atrophié. Le tronc du fœtus est de volume moyen et n'offre aucune malformation.

Interrogée au sujet des phénomènes particuliers survenus pendant sa grossesse, la femme répond que les mouvements de l'enfant avaient toujours été très vifs et très répétés. On ne trouve chez elle aucun signe de syphilis, bien qu'elle ait eu de l'alopécie et de la céphalée nocturne, dès le début de sa grossesse. Les organes génitaux externes sont le siège de végétations qui n'offrent aucun caractère de spécificité diathésique.

Clermont (Oise). — Imprimerie DAIX frères.

www.ingramcontent.com/pod-product-compliance
Lightning Source LLC
LaVergne TN
LVHW021531140926
848035LV00047B/1297
* 9 7 8 2 0 1 4 1 0 7 5 5 5 *